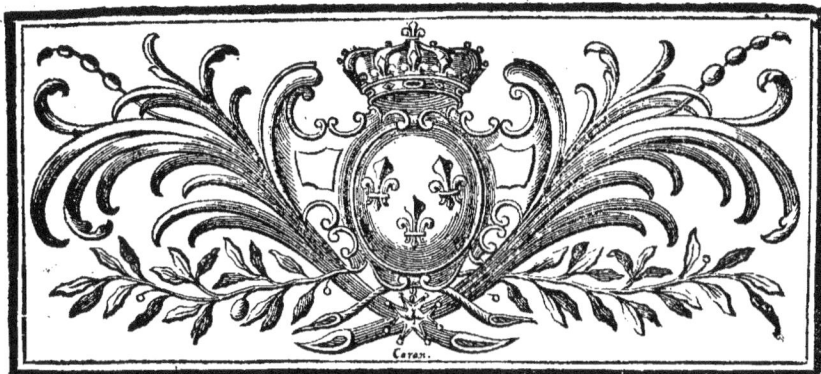

ÉCOLE ROYALE VÉTÉRINAIRE.

DES Maladies épizootiques de différens genres, ont attaqué les Bêtes à cornes dans divers endroits de l'Europe ; les unes ont été regardées comme une forte & violente inflammation dans leur origine, & comme une putréfaction générale dans leur progrès & dans leurs effets; les autres étoient une véritable péripneumonie; mais celle qui se répand aujourd'hui en différentes provinces du royaume, paroît être une Esquinancie gangréneuse, à en juger par les symptômes suivans :

1. *Dès les premiers momens,* le pouls des bêtes attaquées, est fortement élevé & beaucoup plus vîte que dans l'état sain ; on en peut juger en portant le doigt sur l'artère qui passe près de la tubérosité de la mâchoire, au-dessous du muscle masseter.

2. Une chaleur très - vive se fait sentir aux cornes, aux oreilles, aux extrémités & presque dans toute la superficie du corps, elle n'est cependant pas encore accompagnée d'une grande sécheresse.

A

3. Les yeux montrent de la vivacité, ils font larmoyans; la conjonctive eft enflammée.

4. La rumination s'exécute, & toutes les excrétions ont lieu comme dans l'animal fain; le lait n'eft point dépravé; l'animal mange, mais moins qu'à l'ordinaire.

5. Le fang tiré dans cet état, eft couvert, peu de temps après qu'il a été frappé par l'air, d'une pellicule couleur de rofe; cette pellicule a environ une ligne d'épaiffeur, elle recouvre & cache un fang très-épais & d'un rouge foncé.

6. *Dès le fecond jour,* il furvient une toux sèche.

7. L'arrière-bouche & la membrane qui tapiffent les foffes nafales, font légèrement enflammées.

8. Le flanc eft agité.

9. Le pouls (1) annonce une fièvre plus violente, & bat foixante, foixante-cinq, foixante-dix fois par minute, tandis que les pulfations dans l'animal fain & tranquille, n'outre-paffent pas, dans le même efpace de temps, le nombre de trente-huit, quarante, quarante-deux, quarante-quatre.

10. La chaleur (2) devient piquante & sèche.

11. Le lait (4) paroît légèrement terne, & plus épais qu'il n'étoit dans l'état naturel & dans le principe du mal.

12. Le dégoût, l'inapétence (4) fe font apercevoir.

13. La rumination a lieu, mais à des diftances de temps plus éloignées (4).

14. Le mal, *dès le troifième jour,* eft dans fon état, & il eft entièrement déclaré, au moyen de l'augmentation confidérable de tous les fymptômes décrits.

15. La toux (6) eft plus fréquente & plus importune.

16. La refpiration (8) eft très-laborieufe, & quoique le mouvement ou le battement des flancs, ne foit pas porté à un degré très-fenfible, il eft évidemment très-accéléré,

17. Une bave écumeuse & abondante, découle de la bouche du malade, qui la reçoit sur la langue en se léchant souvent.

18. La membrane pituitaire est excoriée & enflée, de manière à gêner le passage de l'air dans les cavités nasales.

19. Les parties de l'arrière-bouche sont vivement enflammées.

20. On observe une humeur écumeuse & jaunâtre, fluant des naseaux.

21. La rumination s'opère (4, 13), mais à des temps toujours plus distans.

22. L'excrétion des matières fécales (4) & des urines, est considérablement retardée.

23. Le lait (4, 11) est légèrement plus épais & jaunâtre.

24. L'appétit (4, 12) est toujours plus déprave.

25. La pellicule observée sur le sang (5), est plus mince & d'un rose moins vif, & le sang qu'elle recouvre, est plus noir & plus épais.

26. Le mal étant à son dernier période, *le quatrième jour*, toutes les parties qui étoient affectées de plus de chaleur (2, 10), sont très-froides ; ce changement s'opérant néanmoins de telle sorte que l'extrémité des cornes & des oreilles, s'en ressent la première, le froid gagnant insensiblement l'origine de ces parties.

27. L'animal frissonne, & l'on s'aperçoit, sur-tout le long des côtes & des flancs, de l'horripilation de tout le pannicule charnu.

28. Le pouls (1, 9) est à peine sensible.

29. L'animal fait entendre des plaintes continuelles.

30. La respiration (8, 16) est encore beaucoup plus gênée.

31. La membrane pituitaire (18) est gangrénée.

32. L'humeur qui découle des naseaux (20) est fétide, sanguinolente & sans consistance.

33. Les yeux (3) sont chassieux & presque toujours fermés.

34. Toutes les excrétions (4) sont interceptées.

35. La fiente que l'on retire du fondement, a une odeur alkalescente & insupportable.

36. Le lait (4, 11) est très-épais, rouillé & comme un pus ichoreux.

37. La toux (6, 15) ne se fait plus entendre.

38. Plus d'appétit (12), plus de rumination (4, 13, 21).

39. Enfin le sphacèle (31), & une diarrhée colliquative qui succède immédiatement aux frissons, annoncent la fin de l'animal, qui meurt sans aucuns efforts violens le quatrième ou au plus tard le cinquième jour de la maladie.

Ouverture d'une Vache dans laquelle tous ces symptômes s'étoient montrés successivement, & ainsi qu'ils sont décrits.

Tous les vaisseaux capillaires de la face interne des tégumens, du tissu cellulaire & des muscles, ont paru gorgés d'un sang noir & épais.

La membrane qui recouvre la base de la langue & le voile du palais étoit noire, livide, gangrénée & garnie d'ulcères qui avoient détruit & rongé en partie les mamelons du premier genre que l'on trouve à la base des langues saines.

Section faite des muscles de cette partie en travers, la chair s'est montrée blafarde, dénuée de sang & sphacélée.

Le pharynx se ressentoit légèrement de la gangrène.

Quelques traces d'inflammations se faisoient apercevoir dans l'œsophage.

Les eftomacs, ainfi que tous les vifcères du bas-ventre, étoient dans l'état naturel.

La membrane pituitaire, beaucoup plus épaiffe qu'elle ne l'eft ordinairement, étoit noire, parfemée d'ulcères, & la liqueur dont elle étoit gorgée, reffembloit plutôt à de l'encre très-épaiffe qu'à du fang.

Il y avoit carie dans l'os ethmoïde & dans les cornets du nez, qui du refte étoient totalement dépouillés de leur enveloppe.

La tunique qui tapiffe l'intérieur du larynx & de la trachée artère, étoit auffi fphacélée, mais moins noire que la membrane pituitaire.

Cette même tunique, dans l'intérieur des bronches, s'eft trouvée dans le même état, & s'eft montrée fous la couleur d'un violet foncé.

Ces mêmes rameaux de la trachée artère, contenoient ici une légère quantité de fang écumeux; là un fang noir & concret; plus loin, une filandre jaune & dure.

Nous avons enfuite coupé la fubftance des poumons en plufieurs tranches: ces maffes, quoique defféchées, étoient flafques & dénuées de toute élafticité, les bords des lobes principaux tuméfiés, & ceux qui font fitués à la partie antérieure du thorax & fur la trachée artère, noirs, bourfouflés, tendant au fphacèle.

Les glandes bronchiques n'étoient pas moins gorgées.

La graiffe qui enveloppe le péricarde & le cœur, étoit jaune & fans confiftance.

La fubftance du cœur étoit très-molle.

Enfin la plèvre & le médiaftin, avoient tous les caractères d'une violente inflammation.

Il ne feroit point étonnant auffi que l'œfophage, les eftomacs & les inteftins fe reffentiffent, dans quelques animaux,

A iij

des effets du mal, & paruffent ulcérés, gangrénés, fphacélés, &c. c'eft ce que nous avons obfervé quelquefois en pareille occurrence, & d'ailleurs lorfque l'arrière-bouche & la membrane pituitaire font dans l'état de dépravation où nous les avons vus, l'abfence ou l'addition de quelques fignes ne concluent rien.

Quoi qu'il en foit, le danger d'une femblable maladie, ne peut être qu'évident aux yeux de ceux qui en jugeront.

1.° Par la difficulté de connoître & de faifir le moment de fes premières impreffions fur des individus qui ne peuvent fe plaindre, & en qui ces mêmes impreffions fourdes & cachées, n'occafionnent que de légers changemens inapercevables à ceux qui ne font nullement habitués à un examen réfléchi & raifonné de la fituation naturelle ou viciée des animaux qu'ils envifagent.

2.° Par la rapidité des progrès du mal dont les propriétaires des beftiaux attaqués ne font inftruits que lorfque ces progrès femblent ôter tout efpoir de guérifon.

3.° Par le peu de foins & d'intelligence de ceux qui les foignent, tant en maladie qu'en fanté, & par leur éloignement de tout ce qu'on prefcrit en pareille circonftance.

4.° En un mot, par le genre de cette angine épizootique, non moins contagieufe & non moins cruelle dans les animaux que dans l'efpèce humaine, pour laquelle elle n'a été que trop fouvent un fléau très-redoutable.

Dans le principe & dans l'augmentation elle n'eft pas fans reffource, dans l'état le fuccès eft douteux, fur la fin il eft comme impoffible.

En ce qui concerne les caufes, nous ne nous livrerons pas à des recherches vaines & impuiffantes. Dans une circonftance auffi funefte, il eft important de ne pas perdre un temps précieux à fyftématifer. Que l'épidémie dépende ou non de la température d'un atmofphère perpétuellement humide

& pluvieux, du féjour des eaux abondantes qui ont croupi fur la terre, de l'interception de la tranfpiration, &c. ou qu'elle foit dûe à l'action particulière d'un venin inconnu, il nous fuffit d'avoir examiné les effets, puifque c'eft eux feuls qu'il nous eft permis de faifir & de combattre.

Les précautions à prendre font d'un côté dans les mains du Gouvernement, & d'une autre part dans les nôtres.

Sans l'autorité qui peut ordonner en faveur du bien général, le facrifice d'une foule de petits intérêts auffi perfides que la contagion même, les efforts les plus inouis feroient en pure perte.

Intercepter, fous des peines irrévocables & rigoureufes, toute communication des animaux fains & des animaux malades, faire foigneufement marquer ceux-ci, les féparer exactement des premiers, leur interdire la fortie des étables & tout accès dans les pâturages particuliers & communs.

Condamner à mort tous les chiens errans & non attachés, par le moyen defquels l'épidémie fe propage, & éloigner des bêtes infectées, & même de celles qui ne le font pas encore, tous les autres animaux domeftiques.

Prohiber aux hommes occupés de foigner les malades, toute entrée dans les étables faines, à moins qu'ils ne fe dépouillent de leurs vêtemens, & qu'ils n'aient eu la précaution de laver leurs mains dans du vinaigre; les inviter à préférer des habits de toile & même des furtouts de toile cirée, à ceux d'une laine qui fe charge toujours davantage des corpufcules morbifiques, & qui les conferve plus long-temps.

Prefcrire l'enterrement des fumiers au loin des étables & à une certaine profondeur.

Ordonner, fous peine afflictive, celui des animaux morts, lefquels ne feront point traînés fur la terre, mais feront conduits dans des tombereaux ou charrettes, à une certaine distance, & s'il se peut dans des lieux peu fréquentés par les bêtes à cornes, pour y être leur cuir & toutes les parties de leur corps suffisamment dépecées, inhumées à sept ou huit pieds de profondeur.

Enjoindre qu'il soit fait deux visites par jour des animaux sains, & qu'on les mette à l'écart, à l'aspect du plus léger symptôme.

Ne permettre ni le transport ni la vente d'aucune tête de bétail d'une paroisse ou d'un village voisin de deux lieues de ceux où règne le mal, & faire tuer les bêtes qui seroient rencontrées sur le chemin.

N'admettre dans le commerce & dans les marchés publics, que des animaux marqués de la lettre S, qui désignera qu'ils sont sains, & des lettres initiale & finale du nom du village qu'ils habitent, le Conducteur de ces mêmes bêtes devant être tenu de représenter un certificat de santé, bien & dûment légalisé.

Punir du dernier supplice, tout Boucher & tout propriétaire, qu'une homicide avidité porteroit celui-ci à vendre, & le premier à acheter à vil prix des animaux malades pour en empoisonner leurs semblables, &c. &c. tels sont les grands moyens dépendans uniquement du pouvoir Suprême, & qui dans une circonstance aussi malheureuse & aussi critique, auront plus d'efficacité que tous les secours de l'art.

Ces secours ne consistent point dans des expériences meurtrières; l'inoculation est une méthode constamment salutaire; elle prévient de la manière la plus certaine, tous les malheurs qui ne suivent que trop fréquemment les atteintes de la petite vérole naturelle; nous en avons suggéré nous-mêmes la tentative sur les animaux, & particulièrement sur les moutons, presque tous une fois attaqués du claveau dans leur vie, & à l'abri de ses coups, quand ils en ont réchappé; elle nous a parfaitement réussi sur les chevaux de rivière,

communément expofés à un farcin dû à la nourriture échauf-
fante qu'on leur donne, & à un paffage continuel & fucceffif
de l'eau fur la terre, & de la terre dans l'eau, au moment
d'une fueur provoquée par un travail pénible & forcé; nous
ne l'aurions pas même mis en ufage à leur égard, fi nous
n'avions vu que ce farcin guéri, le retour du mal n'étoit
plus à craindre pour eux; mais inoculer une maladie non
moins formidable que la pefte, & dont les ravages & l'activité
ne connoiffent point de frein; mêler & confondre, d'une
autre part, avec les bêtes infectées, des bêtes faines qu'on
fe fera flatté de rendre invulnérables, au moyen de l'admi-
niftration de quelques onces de fel commun, ou d'antimoine
& de fel de faturne, ou de tartre émétique, ou d'ellebore
noir, ou de quelques infufions de camomille, ou de fauge,
ou de rhue, ou de quinquina, ou de quelques fubftances
purgatives, ou de quelques fetons & cautères, &c. &c.
prétendre enfin à la découverte d'un préfervatif affez éner-
gique, pour garantir de toute impreffion des animaux intacts,
lors même qu'on les plonge & qu'on les précipite dans le
centre, & pour ainfi dire, dans le foyer de la contagion;
dédaigner encore, comme des remèdes inefficaces, ceux qui
éloigneroient les folides & les fluides de toute difpofition à
céder à des influences pernicieufes, parce qu'ils ne pourront
être fupérieurs à celles qui feroient reçues immédiatement,
c'eft le comble d'un aveuglement inconcevable, & c'eft
néanmoins ainfi qu'on a attifé imprudemment un feu dont
une feule étincelle pouvoit fuffire à l'embrafement de l'Europe
entière.

Il feroit fans doute fuperflu d'en aller chercher & d'en
fuivre les premières traces, mais, fi dans la Flandre mari-
time où le mal a pénétré, comme il pénètre actuellement
dans plufieurs de nos Provinces par une communication
dont il étoit effentiel de fe défendre, on eût rencontré plus
de foumiffion aux ordres donnés, plus de raifon & moins
de préjugés & de défiance; fi une indifpenfable févérité &
quelques exemples rigoureux, euffent rappelé les peuples à

leur véritable intérêt, il n'eût pas été impoſſible d'aſſigner à la contagion des limites qu'elle n'auroit pu franchir, & les pertes n'euſſent pas été générales.

Les reſſources que nous offre l'art, regardent les animaux ſains qu'il importe de préſerver, & les animaux malades qu'on n'eſt malheureuſement pas aſſuré de guérir.

Relativement aux premiers dont on doit d'abord s'oc-cuper, il s'agira :

I.

DE tenir les étables dans la plus grande propreté, de les vider de tout fumier pourri & corrompu, qu'on ne laiſſe que trop imprudemment, pendant des ſix mois & des années entières, dans des lieux communément mal aërés, mal ſains & mal orientés, ce qui produit un très-grand nombre de ma-ladies dont on cherche la cauſe bien loin, tandis qu'elle réſide principalement dans l'ignorance du cultivateur, & dans l'habitude où il eſt de ſe ménager ainſi des engrais qu'il pourroit ſe procurer de toute autre manière.

I I.

DE les nétoyer deux fois par jour pendant cette épidémie, de toutes ordures quelconques, & de laver les auges & les rateliers, s'il y en a, tous les huit jours au moins avec de l'eau de chaux ou du vinaigre.

I I I.

D'EN renouveler l'air le plus ſouvent qu'il ſera poſſible par l'ouverture fréquente des portes & des fenêtres.

I V.

DE les parfumer ainſi qu'il ſuit :

Prenez Bayes de laurier écraſées & macérées dans du vinaigre, *une livre*.

Aſſa fœtida, auſſi cuit dans le vinaigre, *une once*.

Jetez ſur des charbons ardens placés dans un réchaut que l'on tiendra dans l'étable.

Ou bien, prenez vinaigre de vin, que vous mettrez dans un vafe, & que vous placerez fur des charbons ardens, laiffez évaporer.

V.

De vifiter plufieurs fois par jour ces mêmes bêtes faines; à l'effet de féparer celles qui montreront de la trifteffe, & de rechercher dans les unes & dans les autres, fi aucun des fignes décrits (depuis n.° 1 jufqu'au n.° 14), n'exiftent & ne paroiffent en elles; auquel cas on féparera, fur le champ, celles en qui on les apercevroit; on parfumera la place qu'elles occupoient, on en retirera tout ce qui pouvoit être devant elles, pour le porter au dehors; on ne fe fervira plus pour les autres, du baquet dans lequel elles pouvoient prendre leur boiffon ou leur nourriture; on le lavera avec de l'eau de chaux & du vinaigre, ainfi que l'auge & les rateliers, & on le laiffera à l'air pendant un certain efpace de temps.

V I.

De les panfer exactement de la main deux fois par jour, & de les broffer ou bouchonner avec des broffes & des bouchons de paille expofés auparavant à la fumée du vinaigre.

V I I.

De les faigner à la jugulaire, de leur tirer environ quatre livres de fang, d'examiner fi ce fang n'eft point tel que nous l'avons défigné (n.°s 5 & 25); & dans l'une comme dans l'autre de ces circonftances, de les féparer ainfi que les premières, en qui l'on auroit aperçu des fymptômes du mal, comme évidemment malades, & de pratiquer fur le champ & à leur égard, le traitement (xvii, xviii) que nous indiquerons plus bas en parlant de la méthode curative.

V I I I.

De les tenir en ce qui concerne les alimens, au quart de la nourriture ordinaire, & de ne les abreuver qu'avec l'eau

commune, blanchie par le son de froment ou de seigle;
sur un seau de laquelle on mettra:

> Vinaigre de vin, *quatre onces.*
>
> Sel de nitre, *une once.*

I X.

DE leur administrer trois lavemens par jour, l'un à neuf
heures du matin, l'autre à deux heures après midi, l'autre à
six, composés; ou d'une simple décoction d'une jointée de
son, ou d'une poignée de feuilles de mauve ou de feuilles de
guimauve, ou de bouillon blanc, ou de toutes autres plantes
émollientes, dans chacun desquels on mettra après avoir coulé,

> Cristal minéral, *une once.*
>
> Miel commun bouilli dans du vinaigre, & qui aura repris
> sa consistance naturelle, *deux onces.*

Nota. Faire au surplus une décoction, c'est faire bouillir
une des substances ci-dessus à la dose indiquée dans

> Eau commune, *deux pintes.*

jusqu'à réduction d'un quart.

X.

DE leur faire prendre en quatre doses avec la corne, l'une
le matin à jeun, l'autre à midi, la troisième à quatre heures,
& la dernière à huit, le breuvage suivant.

> Prenez Feuilles d'oseille & de laitue, de chacune *une poignée.*
>
> Son de froment, *une jointée.*

Faites bouillir dans

> Eau commune, *quatre pintes.*

jusqu'à réduction d'un quart; coulez à travers un linge,
ajoutez après la colature:

> Miel commun, bouilli dans le vinaigre, *demi-livre.*
>
> Sel de nitre, *une once.*

Ces breuvages au surplus, ne seront donnés que quelque

temps avant que l'on diftribue aux animaux la ration prefcrite, & non après.

X I.

On mettra à chacun d'eux, pendant la nuit, un billot dans la bouche, c'eft-à-dire, un morceau de bois de fix pouces de longueur, d'un pouce & demi de groffeur, encoché par fes extrémités, une corde prenant de chaque côté dans ces mêmes encoches, & l'une & l'autre venant s'attacher à l'origine ou au principe de chaque corne :

Prenez gouffes d'ail, *nombre trois*.
Camphre, *trois gros*,
Racine de Gentiane en poudre, *un gros*.
Miel commun, bouilli dans le vinaigre, *une once & demie*.

broyez le tout, enveloppez-en le billot, que vous entortillerez enfuite d'un linge affez fort & laiffez dans la bouche de l'animal, qui d'abord pourra s'inquiéter & fe tourmenter, mais qui enfin s'y habituera.

On pourroit, dans la circonftance d'une trop forte & d'une trop longue agitation de fa part, fe contenter de paffer de temps en temps la nuit & le jour, dans cette cavité, les ingrédiens préparés pour charger le billot, après en avoir chargé l'extrémité d'un bâton de deux pieds de longueur, à laquelle le tout auroit été attaché, mais avant de l'introduire dans la bouche, on le tremperait chaque fois dans du vinaigre.

X I I.

Il fera très-avantageux auffi de leur faire humer une ou deux fois le jour la vapeur du vinaigre pur, ou plus ou moins adouci par un mélange d'eau commune ; on fera bouillir cette liqueur dans un vafe, & on la portera à l'orifice des nafeaux au moment même de fon évaporation.

X I I I.

On continuera ce traitement, à l'exception de la faignée,

pendant l'efpace de quatre jours, & le dernier on fubftituera à l'un des lavemens émolliens, un lavement purgatif:

> Prenez feuilles de Sené, *trois onces,*

verfez fur ces feuilles,

> Eau commune bouillante, *deux pintes,*

faites infufer pendant une heure, coulez, délaiez dans la colature,

> Catholicon, *trois onces,*

& donnez à l'animal.

X I V.

LE cinquième jour on lui adminiftrera le breuvage pur-gatif fuivant:

> Prenez feuilles de Sené, *deux onces,*
>
> Tamarins, *demi-livre,*
>
> Sel d'Epfom, *demi-livre,*

faites bouillir le tout dans

> Eau commune, *trois chopines,*

coulez après une demi-heure d'ébullition; donnez le matin à jeun à l'animal à une chaleur fupportable, mais obfervez qu'il faut l'avoir tenu, & le tenir avant & après l'adminiftra-tion de ce breuvage, quatre heures fans manger.

On pourra remettre enfuite infenfiblement ces brutes à leur nourriture & à leur ration ordinaire, mais on ne fe re-lâchera point fur la propreté & fur le parfum des étables.

MÉTHODE CURATIVE.

X V.

TOUT ce que nous avons prefcrit (I, II, III, IV, VI); doit être ici mis en ufage.

X V I.

LA faignée nous paroiffant plutôt nuifible qu'utile, ne

procurant aucun foulagement prompt, poûvant prolonger le mal, étant très-dangereufe quand elle n'eft pas pratiquée dès le principe, & ce principe n'étant jamais connu d'une manière bien précife, nous la profcrivons volontiers.

X V I I.

La marche de la maladie eft trop rapide, & fes ravages font trop fubits pour qu'il n'y ait pas un véritable danger à attendre l'effet des tempérans, des alexitères, des antifeptiques, des purgatifs, &c. &c. Il faut donc en prévenir les progrès, en frappant d'abord de grands coups.

Rafez le poil fous la gorge, & paffez fur le champ à l'application des véficatoires, ainfi qu'il fuit:

Prenez Mouches cantharides,
Euphorbe, de chacun *un gros*,
Huile de laurier, *deux gros*,

incorporez le tout enfemble; appliquez-en la moitié fur la partie rafée, approchez-en une pèle rougie au feu pour faire pénétrer plus vivement l'onguent; & lorfque cette première portion fe fera infinuée, appliquez la feconde, maintenez le tout par un moyen quelconque, & recouvrez d'une peau de mouton, le poil étant à l'intérieur.

X V I I I.

Faites prendre immédiatement après le breuvage fuivant:

Prenez Gomme ammoniae,
Affa fœtida groffièrement,
pilez de chacun *quatre gros*;

faites bouillir dans

Vinaigre de vin, *une chopine.*

Après la diffolution entière, donnée à une chaleur fupportable après y avoir ajouté

Camphre délayé dans de l'Eau-de-vie, ou au défaut d'Eau-de-vie dans un jaune d'œuf, *quatre gros*.

X I X.

Si la maladie n'eft encore qu'à fon premier degré, on injectera, trois ou quatre fois par jour dans les nafeaux, la liqueur fuivante:

Prenez Orge entière, *deux poignées*,

Racine d'ariftoloche, *deux onces;*

faites bouillir jufqu'à ce que l'orge foit crevée dans

Eau commune, *quatre pintes,*

coulez, ajoutez

Miel commun bouilli dans du vinaigre, *trois onces.*

X X.

Si au contraire la maladie eft avancée, fubftituez à l'injection ci-deffus celle qui fuit:

Prenez Eau de chaux première, *quatre pintes;*

faites-y bouillir pendant un quart d'heure,

Feuilles d'Abfynthe,

d'Aigremoine, } de chacune *une poignée,*

de Ronce,

Alun de roche, *deux gros,*

coulez, ajoutez

Camphre, *deux gros;*

que vous délayerez avec

Teinture d'aloès, *un once.*

On pourroit même, dans le cas de la gangrène (32), folliciter une inflammation nouvelle, en faifant humer par la bouche, & fpécialement par les nafeaux, l'efprit volatil de fel ammoniac; on provoqueroit ainfi la chute des portions gangrénées, & l'on mettroit enfuite cette même injection en ufage. Il faudroit encore donner le breuvage (XVIII), mais en en retranchant le vinaigre, & en fubftituant à cette liqueur une décoction de bayes de genièvre; on y ajouteroit

Quinquina en poudre, *une once.*

X X I.

L'EFFET des véficatoires & du breuvage (xvIII), fe manifefte affez rarement dans le dernier degré de la maladie, à moins qu'on n'ajoute à ce même breuvage,

Efprit volatil de Sel ammoniac, *un gros.*

C'eft à quoi il eft effentiel de faire attention, quoique affez fouvent il arrive que leur activité n'en eft ni plus grande ni plus fenfible.

X X I I.

CEUX qui fe montrent ordinairement dans les autres degrés, font un écoulement abondant & continuel de larmes & de l'humeur pituitaire ou muqueufe, un mouvement fréquent de la mâchoire poftérieure, un flux copieux de falive, l'élevation du pouls, l'augmentation de la chaleur & de la fièvre, l'inflammation plus vive de la conjonctive.

Les effets fur la partie même, font l'engorgement de la ganache, qui préfente un gonflement de deux ou trois travers de doigts, fuivant à peu près la forme de cette portion de la mâchoire poftérieure : ce gonflement eft d'abord flafque, fans inflammation apparente.

Le lendemain il devient dur, rénitent; il eft accompagné de chaleur & extrêmement fenfible & douloureux.

Cependant, ces évènemens ne font pas toujours certains; il eft des animaux dans lefquels la flaccidité fubfifte, dans d'autres la tumeur s'évanouit; alors il faut, & fans perte de temps, appliquer de nouveau les véficatoires, & réitérer le breuvage (x v III) avec l'addition prefcrite (x x I).

S'ils n'ont pas affez d'énergie dans l'un & l'autre de ces cas, comme dans celui où la tumeur, malgré la douleur & la rénitence, ne s'approche point de la terminaifon à defirer; on pratiquera trois ou quatre fcarifications pour y infinuer le topique véficant qui s'exercera avec plus de fuccès fur le vif.

X X I I I.

A l'égard de ceux en qui le topique opère comme on le souhaitoit, on pansera la tumeur avec parties égales des onguens basilicum & véficatoires, jusqu'à ce que l'on aperçoive une fluctuation dont on profitera, en ouvrant auflitôt avec le cautère actuel, c'eft-à-dire, avec un fer chaud, l'abcès qui annoncera le falut de l'animal.

X X I V.

PENDANT le temps de la formation de ce même abcès, on fera prendre matin & foir, le breuvage (XVIII); mais on en retranchera le vinaigre, & on le fuppléera par une décoction de bayes de genièvre.

X X V.

L'ABCÈS percé, on en entretiendra foigneufement la fuppuration, en en rempliffant la cavité de bourdonnets chargés d'onguent basilicum; on en oindra la circonférence avec le même onguent; on recouvrira le tout d'un appareil qu'on maintiendra par un moyen quelconque.

Enfin l'abcès cicatrifé, on préparera l'animal par un ou deux lavemens (IX) à la purgation fuivante, qu'on lui adminiftrera le lendemain, matin avec les précautions indiquées(XIV).

Prenez Séné, *une once.*
jetez dans
Eau bouillante, *une pinte.*

Retirez du feu, couvrez & laiffez infufer quatre heures; coulez, ajoutez à la colature :

Aloès & Sel de nitre en poudre
de chacun, *une once.*

X X V I.

ON doit penfer que pendant tout ce traitement la diette doit être très-auftère; toute nourriture folide fera par conféquent interdite aux malades ; on ne leur donnera que de l'eau blanchie avec du fon de froment ou de la farine de feigle.

On ne doit pas oublier de traire les vaches deux ou trois fois par jour.

X X V I I.

ON aura le plus grand soin de les tenir couvertes, sur-tout après qu'on leur aura administré les breuvages (XVIII, XXI) & de renouveler l'air dans les étables de temps en temps, un air très-chaud à respirer pouvant aller contre nos vues.

X X V I I I.

ENSUITE de la purgation, on pourra les remettre, peu à peu, à la nourriture solide, en commençant par le son, & en venant insensiblement à une poignée de fourrage, & ainsi de suite.

X X I X.

ENFIN on ne les exposera point trop subitement à l'air; & si on les mène hors des étables, ce ne sera pas dans quelques lieux qui en soient trop éloignés, & pour un trop long temps; on prendra d'ailleurs les momens du jour les plus beaux & les plus favorables.

On doit sentir au surplus que le traitement d'une pareille maladie, exige l'attention la plus exacte & la plus méthodique, sur l'état de la bête, sur les changemens qui arrivent, sur les effets des médicamens employés, pour parer à tout, par des secours aussi prompts que pourroient l'être les nouveaux désordres & leurs suites.

A PARIS, DE L'IMPRIMERIE ROYALE. 1770.

www.ingramcontent.com/pod-product-compliance
Lightning Source LLC
Chambersburg PA
CBHW050354210326
41520CB00020B/6313